QUELQUES OBSERVATIONS

DE

PNEUMONIES

TRAITÉES PAR LES SAIGNÉES COUP SUR COUP

PAR

Gaston-Jules-Camille MATHELIN

DOCTEUR EN MÉDECINE DE LA FACULTÉ DE PARIS

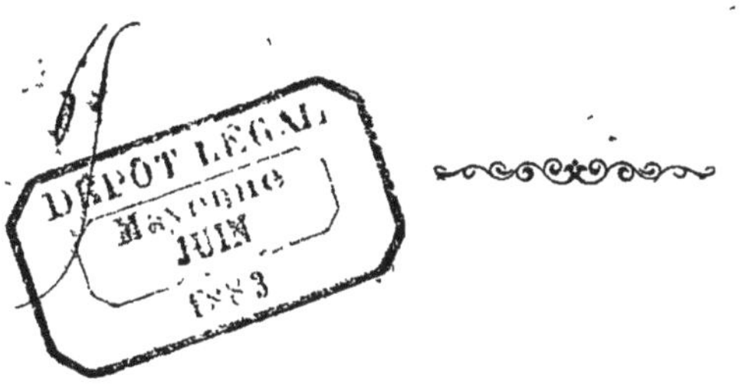

PARIS

ALPHONSE DERENNE

52, Boulevard Saint-Michel, 52

1883

QUELQUES OBSERVATIONS

DE

PNEUMONIES

TRAITÉES PAR LES SAIGNÉES COUP SUR COUP

PAR

Gaston-Jules-Camille MATHELIN

DOCTEUR EN MÉDECINE DE LA FACULTÉ DE PARIS

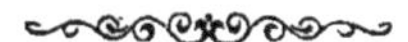

PARIS

ALPHONSE DERENNE

52, Boulevard Saint-Michel, 52

1883

A MON PÈRE ET A MA MÈRE

Hommage de mon affection et de ma reconnaissance

A MON GRAND-PÈRE

A LA MÉMOIRE DE MA GRAND'MÈRE

A MES PARENTS

A MES AMIS

Nous verrons ensuite dans quels cas on peut recourir aux émissions sanguines, selon la méthode des saignées coup sur coup, employée par M. le professeur Hardy, et l'effet qu'elles exercent sur le point de côté, le pouls, la température, la dyspnée et sur la disparition de l'exsudat. Nous montrerons aussi que la convalescence n'est pas rendue plus longue par ce mode de traitement.

Enfin nous terminerons par les observations qui nous ont inspiré ce travail, et que nous devons à l'obligeance de M. le docteur Josias, chef de clinique de M. Hardy.

Qu'il nous soit donc permis, avant d'entrer en matière, de lui exprimer notre vive gratitude pour l'intérêt qu'il nous a toujours témoigné, et ses bienveillants conseils qui ne nous ont pas fait défaut dans le cours de notre travail.

Nous offrons également nos remerciements les plus sincères à M. le professeur Hardy qui a bien voulu accepter la présidence de notre thèse.

CHAPITRE I

Nous empruntons bon nombre des détails qui suivent aux thèses du concours d'agrégation de 1880 de MM. Hanot (du Traitement de la Pneumonie aiguë) et Vinay (des Emissions sanguines dans les maladies aiguës).

L'origine de la saignée remonte aux premiers jours de la médecine, et on ne connaît pas le nom de l'audacieux qui osa le premier ouvrir la veine d'un malade dans un but thérapeutique. Elle était incontestablement en usage bien avant Hippocrate qui montrait déjà une grande hardiesse quant à la quantité de sang à extraire puisqu'il voulait dans certains cas les saignées copieuses, répétées, *usque ad animi deliquium* ; pourtant en présence d'une pneumonie bénigne, il s'abstenait de la saignée, et avait recours aux moyens hygiéniques et aux émollients. Celse n'a recours aux saignées dans les affections thoraciques que lorsque les forces ne sont pas trop prostrées. Galien emploie la saignée beaucoup plus largement que le père de la médecine, car il va chez l'adulte jusqu'à trois, quatre, dix livres au plus en quatre, trois et même deux jours ; mais il formule certaines réserves à la soustraction du sang, il n'ouvre que rarement la veine chez les vieillards, et place l'enfance au premier plan des contre-indications de la saignée qu'il rejette systématiquement jusqu'au dessous de qautre ans. Cette pratique des émissions sanguines, à part toutefois ces sages réserves de Galien, fut continuée pendant tout le moyen-âge et les premiers temps de notre ère sans rencontrer presque d'adversaires, si ce n'est Portius et surtout Van Helmont, et sans autre discussion que sur la fameuse question du κατ'ιξιν. « Hippocrate avait dit et Galien avait approuvé qu'il fallait saigner κατ'ιξιν. Tout le monde était d'accord là-dessus, tout le monde se soumettait à ce décret irrévocable. Mais il s'agissait de savoir ce que voulait dire κατ'ιξιν. — κατ'ιξιν suivant les uns signifie suivant la longueur, *secundum longitudinem* ; il faut que l'incision soit parallèle à l'axe de la veine. κατ'ιξιν suivant les autres, veut dire *secundum rectitudinem*, c'est-à-dire du même côté que la pneumonie. Puis on dit successivement : κατ'ιξιν désigne la veine du bras correspondant, celle du bras opposé, celle du pied correspondant, celle du pied opposé : c'est-à-dire que κατ'ιξιν voulait dire alternativement le plus loin possible et le plus près possible » (M. Raynaud).

Dans la suite, on voit deux courants opposés se former dans les doctrines médicales sur l'usage de la saignée ; l'un est celui des modérés dont le sens clinique a promptement distingué les inconvénients des saignées excessives ; parmi eux se rangent Fernel, Baillou son élève (xvi⁰ siècle), Sydenham, Stoll ; sans se priver de l'usage des émissions sanguines, ils les pratiquent avec réserve. Fernel, en effet, étudie avec soin les effets de la saignée, les conditions qui l'indiquent ou la contreindiquent, et distinguent les saignées en exiguës, médiocres et *ad deliquium*. Sydenham, tout en saignant largement, avait égard, dans l'application de sa méthode, à l'âge du sujet, à son degré de force, à la violence de la maladie, et il modifiait en conséquence sa thérapeutique.

D'autres au contraire, ne craignent pas de répéter la saignée à outrance, tel que Botal qui en étend les indications non plus seulement aux pyrexies et aux phlegmasies, mais encore aux maladies nerveuses et aux cachexies ; cinq livres de sang par jour en deux fois lui semblent un chiffre modéré ; on peut même, quand il y a urgence, en tirer sept livres et demie en vingt-quatre heures. On connaît du reste son adage : plus on tire l'eau d'un puits, plus la nouvelle qui sourd est pure, et plus un enfant suce le lait de sa nourrice, plus aussi le lait de cette dernière devient abondant. Puis Riolan qui admet que les Français ont vingt livres de sang, et qu'un malade peut sans danger perdre la moitié de son sang ; Guy Patin (xviie siècle) qui pratique treize saignées en quinze jours chez un gentilhomme de sept ans, atteint de pleurésie. On peut s'étonner à juste titre que le fanatisme des phlébotomistes n'ait pas été arrêté par les premières recherches faites par Harvey, sur la quantité approximative de sang que le corps peut renfermer ; il n'avait trouvé en effet que quatre livres de sang chez une brebis tuée par hémorrhagie.

La saignée à outrance sévit encore au xviiie siècle ; ainsi Hecquet soutient qu'on a toujours assez de sang pour vivre ; Quesnay et surtout Sauvages, Bosquillon, Cullen enlèvent à leurs malades jusqu'à cinq ou six livres de sang dans les deux ou trois premiers jours d'une pneumonie, sans assujettir leurs pratiques à des règles précises.

Le commencement de notre siècle a retenti des luttes ardentes provoquées par le système de Broussais. Au rebours de l'Écossais Brown qui ne trouvait que des maladies asthéniques à combattre par les stimulants, le célèbre professeur du Val-de-Grâce ne vit que des maladies sthéniques, irritatives, inflammatoires qu'il fallait traiter par les antiphlogistiques. Ce fut alors le beau temps de la diète, des boissons émollientes et des émissions sanguines sous toutes les formes. On usa et abusa de la saignée avec la même audace qu'au temps de Guy Patin. Au dire de Gasper, dans la seule année 1824, on employa pour 180,000 fr. de sangsues dans les hôpitaux de Paris, et pour 1 demi-million de francs dans tous les hôpitaux de France (Ballet). Mais comme tous les systèmes, celui de l'irritation, après avoir été accepté avec fanatisme, n'eut qu'un temps. La saignée lui survécut pourtant, on tenta d'en régler les indications et elle continua à rester dans la pratique, grâce au talent de Bouillaud qui en 1835, dans l'article Pneumonie du Dictionnaire en quinze volumes, formula la méthode des saignées coup sur coup. « Il ne suffit pas en effet, dit-il, de savoir qu'il faut saigner dans la pneumonie, il faut encore savoir combien de fois il faut saigner, quelle quantité de sang il faut retirer, jusqu'à quel temps il faut insister sur les saignées, etc.... Il faudrait connaître la *moyenne* des émissions sanguines dans des circonstances données, afin que l'on pût avoir quelque point fixe pour se diriger et *s'orienter* en quelque sorte dans le traitement de la pneumonie. Il ne resterait plus qu'à modifier cette moyenne thérapeutique suivant les circonstances d'âge, de constitution, de sexe, d'étendue et d'intensité de la pneumonie, de la période à laquelle elle est parvenue, etc., etc. » Et alors après trois années d'une expérimentation poursuivie, dit-il, avec toute la prudence et tout le zèle nécessaires en pareille matière, il formule le traitement suivant pour une pneumonie d'une intensité moyenne, au premier ou tout au plus au second degré, chez un individu adulte, d'une force et d'une constitution ordinaires :

« *Premier jour.* — Une saignée du bras, de quatre palettes le matin, une seconde le soir, de trois à quatre palettes. Dans l'intervalle des deux saignées, on appliquera sur le côté douloureux trente sangsues ou des ventouses scarifiées de manière à obtenir trois palettes de sang environ.

Deuxième jour. — Une troisième saignée de même quantité que les deux premières, et, si la douleur de côté persiste, on réitérera l'application des sangsues ou des ventouses.

Troisième jour. — La plupart des pneumonies du premier degré sont arrêtées et, pour ainsi dire, *jugulées* dès le troisième jour du traitement, et c'est pour cela que je désigne assez souvent cette méthode sous le nom de *jugulante*, au lieu de celui de méthode des saignées à haute dose. Que si la pneumonie résiste encore le troisième jour, il faut, sans hésiter, pratiquer une quatrième saignée de trois à quatre palettes encore.

Quatrième jour. — La pneumonie, même quand elle est parvenue au second degré, résiste rarement au-delà du quatrième jour. Dans les cas où il en est ainsi, on peut pratiquer encore une nouvelle saignée; mais le plus ordinairement il est mieux d'y renoncer et d'appliquer un large vésicatoire sur le côté malade.

En *règle générale*, on ne doit renoncer décidément aux émissions sanguines que du moment où la réaction fébrile est nulle ou presque nulle, et que la dyspnée et la douleur ont à peu près complètement cessé.

Cinquième et sixième jour. — Il ne s'agit plus que de surveiller attentivement l'état du malade. Dans les cas les plus ordinaires la résolution s'opère rapidement et déjà l'appétit commence à se faire sentir. Dans quelques cas exceptionnels, une réaction, une sorte de recrudescence peut se manifester, et l'on peut être réduit à revenir, mais avec plus de réserve et de sobriété, aux émissions sanguines. Il me semble toutefois que c'est alors ou jamais qu'on pourrait tenter avec quelque avantage le tartre stibié à haute dose.

On peut évaluer la quantité moyenne de sang que l'on retire dans le cas spécifié plus haut à seize ou vingt palettes c'est-à-dire, quatre ou cinq livres, dose presque double de celle proposée par Sydenham, et qui doit être enlevée dans l'espace de trois ou quatre jours. »

Les pneumonies légères, c'est-à-dire à la fois peu étendues et au premier degré, ne datant que d'un jour ou deux sont enlevées, selon Bouillaud, après la troisième émission sanguine. Mais pour les pneumonies très graves, pour celles qui envahissent la majeure partie des poumons, et qui sont parvenues au deuxième degré, Bouillaud a été quelquefois obligé de porter les saignées du bras jusqu'à sept, huit et même neuf, sans préjudice des émissions sanguines locales. L'âge et l'affaiblissement antérieur de la constitution sont des circonstances qui doivent engager à modifier la formule, applicable surtout aux sujets de seize à soixante ans. Bouillaud l'a employée cependant chez un bon nombre de malades, âgés de soixante à soixante-dix ans, et il a pu les sauver (Hardy et Béhier).

Mais des adversaires nombreux et redoutables ne tardent pas à s'élever contre de telles exagérations, et parmi eux, Andral, Chomel, Louis, Grisolle qui s'efforcent de ramener les esprits vers des pratiques moins exclusives, sans pour cela se priver des émissions sanguines. Louis, en effet, dès 1828, dans ses *Recherches sur les effets de la saignée dans quelques maladies inflammatoires* et quelques années plus tard encore, en 1835, dit que « les émissions sanguines ont une heureuse influence sur la marche de la pneumonie et qu'elles en abrègent la durée », mais il ajoute « que cette influence est beaucoup moindre qu'on ne se l'imagine communément. »

Un peu plus tard, nous voyons Chomel faire de sérieuses objections au traitement formulé de la pneumonie. En raison, dit-il, des différences que la pneumonie présente, le traitement de cette affection ne saurait être toujours identique. On ne saurait fixer d'avance, même approximativement, le nombre et l'abondance des saignées que l'on doit pratiquer dans un temps donné, non plus que la quantité absolue de sang qu'il est convenable de tirer dans une pneumonie : de semblables évacuations n'ont point en elles-mêmes d'utilité et ne sont pas sans inconvénient. N'en est-ce pas un en effet, même au point de vue théorique, que d'ordonner par exemple dans le premier jour trois émissions sanguines sans tenir compte de l'effet qu'auront produit la première et la seconde ? Il y a encore ce fait constaté par l'expérience que la plupart des phlegmasies bien caractérisées ne peuvent être jugulées ou brusquement arrêtées dans leur période croissante. Enfin l'examen attentif des faits n'est pas plus favorable aux méthodes exclusives, et on peut reconnaître, d'après l'analyse rigoureuse des relevés mêmes de M. Bouillaud concernant la durée de la maladie, que les avantages attribués à sa méthode de traitement sont loin d'être prouvés.

C'est ce que démontre Grisolle dans son Traité de la pneumonie. Bouillaud, en effet, avait avancé que sa formule des saignées coup sur coup comparée au mode de traitement adopté par Chomel et Louis, avait l'avantage sur lui *de diminuer d'un peu plus de moitié la durée de la maladie*. Or Grisolle fait voir que ce résultat est dû à ce que Bouillaud prenait pour la durée de la maladie la durée du traitement ; qu'il ne tenait aucun compte de la première période plus ou moins longue de la maladie qui précédait l'entrée des malades à l'hôpital, et qu'il datait la guérison ou la mort de ses malades à partir du jour où ils étaient entrés à l'hôpital. Puis analysant les faits qu'il a observés et les opposant à ceux de Bouillaud, Grisolle démontre que la méthode jugulante (expression qu'il qualifie de barbare et indigne du langage scientifique) ne diminue point le chiffre de la mortalité dans la pneumonie, qu'elle n'a pas sur les méthodes ordinaires, dans lesquelles les saignées sont pratiquées d'une manière rationnelle, sans aucune règle fixe, l'avantage d'en abréger la durée, en tant du moins que maladie fébrile, ni de faire cesser plus tôt les principaux symptômes qui la caractérisent. Enfin il est impossible, ajoute-t-il, de ne considérer cet excès de médication que comme inutile, car on ne peut soutenir qu'il soit

absolument indifférent, au point de vue de la convalescence, de faire subir à un malade une perte considérable
de sang qu'on aurait pu lui éviter, et l'influence en sera
d'autant plus fâcheuse, ses effets se feront sentir pendant
un temps d'autant plus long que le sujet aura déjà éprou-
vé plusieurs autres causes d'affaiblissement.

Nous voyons donc que ces grands praticiens, loin d'employer la saignée d'une façon systématique et abusive, s'efforcent d'en poser nettement les indications ; ils prennent
égard à l'âge des malades, à leurs forces, à leur constitution, à la nature de la pneumonie et aux constitutions
épidémiques. Sage conduite qui ne va pourtant pas empêcher
une réaction excessive de se faire quelques années plus
tard contre l'emploi des émissions sanguines et qui abou-
tira à leur abandon complet. Nous allons tâcher d'en voir
les principales causes.

Les recherches d'Andral et Gavarret sur la composition
du sang dans les phlegmasies vont y contribuer en partie.
On sait en effet que la couenne (crusta phlogistica des
anciens auteurs) était considérée comme une preuve cer-
taine d'état inflammatoire ; ou si elle manquait, on obte-
nait un caillot très abondant relativement à la partie sé-
reuse, très ferme, très résistante, et présentant une teinte
d'un rose vif nuancé de blanc ; ces caractères indiquaient
la nécessité de continuer le traitement antiphlogistique. Or
les observateurs précédents montrent que c'est dans une
prédominance notable de l'élément fibrineux par rapport à
l'élément globulaire que se trouve la véritable cause de la
formation de la couenne, et que cette rupture d'équilibre
entre les deux proportions de ces éléments du sang peut

être obtenue de deux manières différentes : soit par une augmentation de la proportion seule de fibrine, ainsi que cela arrive dans la pneumonie où l'on voit la fibrine osciller entre 7 et 8 au lieu de 3 (termes moyens), soit par une diminution du chiffre des globules, ce qu'on observe dans la chlorose par exemple, alors que la fibrine reste normale.

Enfin, la saignée ayant pour effet de diminuer surtout la proportion des globules rouges, et de plus, la fibrine de nouvelle formation, qui se trouve en très grande quantité dans le sang des malades frappés d'inflammation aiguë, ayant la propriété de passer plus lentement de l'état liquide à l'état solide, on s'explique comment dans le cours d'une même phlegmasie, le sang se coagule d'autant plus lentement que les saignées ont été plus répétées, et comment encore, sans que la proportion de fibrine ait augmenté, les dernières saignées peuvent présenter une couenne plus épaisse que les premières. On en vint alors à regarder un certain état d'anémie globulaire comme prédisposant plus particulièrement aux phlegmasies, et par suite à restreindre l'emploi des émissions sanguines.

Les travaux qui sont faits en Allemagne (Virchow) viennent encore amoindrir l'utilité de la saignée dans l'inflammation, en mettant au premier plan le rôle des éléments cellulaires dans les processus phlogogènes, et restreignant singulièrement celui de la circulation.

Enfin, vers 1850, on préconise l'expectation. Déjà, en France, elle était employée par Biett et Magendie qui furent les seuls, à Paris du moins, à oser s'élever, dit Grisolle, contre la pratique de tous, en traitant les pneumonies par les boissons émollientes et les cataplasmes.

C'est à l'école dite Nihiliste de Vienne qu'il faut faire remonter l'introduction de la méthode expectante dans la méthode thérapeutique. Dès 1847, Skoda commence à abandonner graduellement les traitements énergiques de la pneumonie. Dietl surtout se montre chaud partisan de l'expectation, et porte un coup sensible aux vieilles méthodes par la publication de ses statistiques, comparant les résultats obtenus par les divers traitements. Il annonce en effet, en 1849, qu'ayant traité 380 cas de pneumonies franches par diverses méthodes, la saignée, l'émétique et les moyens simplement diététiques, il a obtenu une mortalité de 20,4 pour 100 dans le premier cas, de 20,7 pour 100 dans le second, tandis que les malades soumis à l'expectation n'auraient succombé que dans la proportion de 7,4 pour 100. En 1852, il publie encore des documents plus étendus desquels il résulte que cette dernière méthode lui aurait donné une mortalité un peu moindre d'un onzième.

Magnus Huss, de Stockholm, se montre aussi partisan de l'expectation, mais il est éclectique, employant en effet des médications fort variées suivant la forme et suivant les périodes de la maladie.

En 1857, le professeur H. Bennett, d'Édimbourg, devant la Société médico-chirurgicale d'Édimbourg, s'élève avec force contre l'usage de la saignée, il la proscrit même absolument, et vante les bons effets de l'expectation.

Sous l'influence de toutes ces causes, l'usage des émissions sanguines alla se restreignant de plus en plus, ainsi qu'on peut s'en faire une idée par l'intéressante statistique de MM. Lasègue et Regnauld. Le chiffre des sangsues employées par année de 1830 à 1842 avait été de 828,000 ; il n'était plus que de 49,000 en 1874. Aujourd'hui la saignée est abandonnée dans le traitement de la pneumonie, et le fait de voir un médecin ouvrir la veine dans cette maladie est tellement rare que c'est, disait M. Peter il y a quelques années en commençant une de ses cliniques, un fait presque monstrueux.

En résumé, on peut, avec M. le professeur Hardy, compter trois époques différentes dans l'histoire de la saignée.

Dans la première qui s'étend jusque vers 1840, on prodigue les émissions sanguines, mais on les pratique sans ordre, sans méthode ; on n'est guidé dans leur application que par l'intensité des symptômes locaux ou généraux, et par la gravité apparente de la maladie.

La deuxième époque date de 1840, époque à laquelle Bouillaud, frappé de ce désarroi dans les règles qui président à l'emploi des saignées, pensa qu'on pouvait émettre une formule méthodique dans leur application, et établit son traitement des inflammations en général et de la pneumonie en particulier par les saignées coup sur coup. Ce mode de traitement fut employé par le plus grand nombre des médecins jusqu'en 1855.

Enfin dans la troisième période, c'est la négation absolue du traitement préconisé par Bouillaud.

CHAPITRE II

Nous venons de voir combien de vicissitudes a présentées l'emploi de la saignée dans le traitement de la pneumonie ; exclusives d'abord, les émissions sanguines furent ensuite progressivement délaissées. A quoi peut-on attribuer un tel revirement ? Doit-on admettre que la pneumonie a changé de caractère, que les constitutions médicales ou individuelles ont subi de profondes modifications ? Non sans doute, et c'est plutôt le caractère exclusif de la saignée comme traitement de la pneumonie et l'abus qu'on en a fait pendant de longues années, qui ont été cause de son discrédit. Il est certain pourtant que si la valeur des diverses médications est contestable en tant que méthodes exclusives, elles trouvent les unes et les autres leurs indications. La saignée a évidemment les siennes, et s'il est vrai que la détermination de ses usages thérapeutiques ne soit encore le plus souvent qu'une affaire de pur empirisme, parce que nous connaissons encore trop peu la physiologie pathologique des maladies contre lesquelles on a préconisé la saignée, nous sommes pourtant déjà en possession de notions assez solides sur son rôle pour qu'il nous soit permis de les utiliser comme un guide utile bien qu'imparfait. Les faits sont là aussi qui parlent assez haut, et on peut essayer de se guider à l'aide de ces faits (1).

1. Voir l'article saignée de Ballet dans le dict. de méd. et chir. pratiq.

L'expérience montre que la saignée fait bien, donne de bons résultats dans telle ou telle affection, ou mieux dans telle ou telle variété d'affection, et pour le sujet actuel, dans certaines pneumonies. C'est qu'en effet dans cette maladie, il faut considérer non seulement la lésion, mais la maladie et le malade, savoir si la maladie est primitive ou secondaire et si elle évolue chez un individu robuste ou déjà affaibli. En d'autres termes, ainsi que l'exprime si bien M. le professeur Peter, « il n'y a pas *une* pneumonie, mais des pneumoniques, réagissant chacun à sa façon contre la *maladie générale avec lésion pulmonaire* ; la maladie générale est de beaucoup plus importante que la lésion locale. » Il en résulte que la saignée ne peut s'adresser indifféremment à tous les cas de pneumonie. Voici dans quelles conditions et de quelle manière l'emploie M. le professeur Hardy. Les émissions sanguines sont utiles, dit notre éminent maître, à condition qu'on ne dépasse pas un certain temps et qu'on ne les pratique pas au-delà des limites raisonnables ; il faut de plus qu'on ait affaire à une pneumonie franche et primitive, développée chez un jeune sujet, bien portant, fort, vigoureux, âgé de plus de quinze ans, n'en ayant pas soixante. Enfin la maladie ne devra présenter ni la forme ataxique, ni la forme adynamique et n'avoir pas atteint la période d'hépatisation grise. Dans ces conditions, j'ai l'habitude, dès le début de la maladie, de pratiquer les émissions sanguines répétées. Mais au lieu de faire quatre ou cinq saignées générales, comme le recommande Bouillaud, je me borne à en faire deux ou trois, que je pratique coup sur coup pour ne pas donner au sang le temps de se refaire, et je les fais suivre d'une saignée locale. Certes, par un pareil moyen, on ne jugule pas la maladie, mais on assure la guérison et on la fait plus prompte et plus complète (1). »

Les émissions sanguines doivent être proscrites chez les enfants, car chez eux la pneumonie guérit toute seule ; en effet le mémoire de Barthez, lu à l'Académie de médecine en 1862, ne cite que 2 cas de mort sur 212 enfants âgés de deux à quinze ans, atteints de pneumonie et traités à l'expectation. En outre, l'anémie qui en résulterait serait très longue à guérir ainsi qu'on l'a vu maintes fois à la suite de pertes sanguines accidentelles et pas très considérables ; de plus, la saignée générale est non seulement difficile à pratiquer chez eux, mais elle est fréquemment suivie de collapsus ; enfin, ils ont besoin, pour croître, de tout leur sang, de tous leurs globules, véhicules de l'oxygène (2) (G. Sée). En tout cas si on recourt à la saignée chez les enfants, ce sera seulement dans des cas exceptionnels, et lorsqu'on aura affaire à des sujets particulièrement robustes et sanguins, et encore dans ce cas l'application des sangsues devra-t-elle être presque toujours préférée à la saignée générale.

Quant aux pneumonies secondaires qui prennent naissance dans le cours ou au déclin de certaines maladies générales, il est évident qu'elles ne devront pas être traitées par les émissions sanguines, car, comme le dit Broussais lui-même « la force est nécessaire à la résolution d'une inflammation, c'est ce qu'on ne saurait mettre en doute . » En effet, chez les brightiques par exemple, on

1. *Gaz. des hôpitaux* 1876, p. 1129.
2. Traitement de la pneumonie. *Union médicale* 1873.

Mathelin   3 constate après les premiers temps de leur maladie un abaissement de la proportion des globules rouges, tandis que celle des globules blancs augmente parallèlement. On sait aussi que chez les diabétiques, la pneumonie revêt souvent un caractère grave et se termine par la suppuration et la gangrène. — Il en sera de même pour les pneumonies des gens débilités, des alcooliques et des vieillards, contrairement à l'opinion d'Andral qui dit que la considération de l'âge ne doit que rarement empêcher de pratiquer de nombreuses émissions sanguines. Nous publions à la fin de notre travail une observation de M. Josias, montrant que la saignée eût pu être non seulement inutile mais encore hâter la terminaison fatale chez une femme de 73 ans, qui fut traitée par l'alcool et qui succomba au troisième jour de sa pneumonie.

Enfin, nous avons vu tout récemment la méthode de traitement être encore tout autre que les saignées, à cause de certaines contre-indications, chez un malade entré au mois de mars dans le service de M. le professeur Hardy. Cet homme âgé de 41 ans, était atteint d'une bronchite chronique depuis dix ans et avait déjà eu cinq pneumonies dont la dernière, au mois de janvier de cette année, avait été soignée dans le service de M. Peter. — A son entrée à l'hôpital il avait une fièvre intense, le pouls battait 120 et la température approchait de 40° ; la dyspnée était forte, et la maladie qui était au second degré comprenait tout le poumon gauche excepté une lamelle assez mince à la partie antérieure et postéro-supérieure. Malgré cette intensité des symptômes généraux et l'étendue de la pneumonie M. Hardy n'eut pas recours aux émissions sanguines chez ce malade, parce qu'il avait des antécédents morbides fâcheux et qu'à son entrée, il avait un état général mauvais, de la sécheresse de la langue et une grande prostration. Il fut traité par les ventouses scarifiées, le tartre stibié à la dose de 25 centigrammes qu'on cessa après deux vomissements et trois ou quatre évacuations alvines, par la potion alcoolique de Todd, les toniques et les reconstituants. La guérison put être obtenue mais elle ne fut pas aussi rapide que par la méthode des saignées coup sur coup, car vingt jours après le début de la maladie, ou entendait encore du souffle et quelques râles après la toux.

Occupons-nous maintenant des effets de la saignée. Mais d'abord, à quelle époque doit-on la pratiquer ? La plus favorable répond au premier degré de la pneumonie, quand il n'existe encore que de la congestion avec exsudation dans les alvéoles du poumon, tant que l'exsudat n'est pas formé (Bennett) ; par son action déplétive, elle peut alors, ainsi que l'accordent ses adversaires eux-mêmes, enrayer la maladie. Mais les jours suivants, sans prétendre juguler la pneumonie, comme le voulait Bouillaud, on peut encore espérer un certain bénéfice de l'emploi de la saignée, car, dit Lépine (1), » l'exsudat d'une pneumonie ne se fait pas tout d'un coup ; une vaste hépatisation ne s'opère pas tout d'un bloc, mais par poussées : donc une saignée faite le troisième et quelquefois même le quatrième jour n'arriverait pas trop tardivement pour exercer une influence sur le processus de l'exsudation. »

Nous verrons un peu plus loin l'action exercée par la

1. Article Pneumonie du *Dict. de méd. et de chir. pratiq.*

méthode des saignées coup sur coup sur la résorption de l'exsudat ; examinons auparavant l'influence de la phlébotomie sur les principaux symptômes de la maladie.

Le *point de côté* disparaît, mais grâce surtout à la saignée locale, aux ventouses (malade de l'obs. II). Les deux autres malades n'en souffraient plus ou presque plus ; c'est qu'ils étaient entrés à l'hôpital, surtout le premier, à un moment où d'ordinaire la douleur a disparu. On sait en effet que le point de côté présente sa plus grande violence dès les premiers moments de son apparition ; puis il va en diminuant jusqu'au troisième ou quatrième jour, où il disparaît. Il appartient donc essentiellement à la période d'ascension (Jaccoud).

Le *pouls* diminue de fréquence ; c'est ce que nous avons observé chez nos malades, surtout chez celui de l'observation III ; de 140 avant la deuxième saignée, les pulsations sont tombées à 108 après. Mais c'est surtout dans l'état que les anciens ont appelé l'oppression des forces, caractérisé par un pouls filiforme, très dur, impossible à effacer, tandis qu'au contraire le mode fonctionnel du cœur est énergique et régulier, que la saignée est utile ; le pouls devient à la suite plus ample et plus fort ; il se relève. « Cette petitesse du pouls, dit M. le professeur Jaccoud, tient tout simplement à la vicieuse répartition du sang dans les deux cœurs ; le cœur gauche et les artères sont relativement peu remplis, et quand bien même l'impulsion cardiaque est forte, le pouls est petit, parce que l'ondée est peu volumineuse, et que sa progression est entravée par la surcharge veineuse. » Dans ce cas alors la saignée aura pour effet de soulager le cœur droit, de faciliter l'action du ventricule gauche et de régulariser par suite la circulation artérielle tout entière.

La *température* est influencée par les saignées, le fait est hors de doute. Traube, qui a fait de nombreuses recherches sur l'évolution de la température dans les maladies, a constamment observé la diminution de la chaleur fébrile, et Maurice (1) consigne les mêmes résultats dans sa thèse. Nous la voyons baisser chez nos malades, et surtout chez celui qui est atteint de pneumonie du sommet (obs. III) où l'on observe, on le sait, une élévation considérable de la température. Ainsi le 7, la température qui était de 41° avant la seconde saignée tombe après à 39°,8. La rémission est surtout apparente le soir de l'emploi de la phlébotomie ; aussi la température au lieu de dépasser celle du matin comme c'est la règle, lui est égale ou inférieure (obs. II, 23 janvier) ; il y a donc rémission au lieu de paroxysme. Mais on sait aussi que l'effet consécutif à une seule saignée n'est ordinairement que passager, et que la température remonte, quelquefois assez rapidement au chiffre primitif, ou même le dépasse ; on le constate en effet dans nos observations. Ainsi le deuxième malade qui le 23 janvier au soir avait 39°,2 après la première saignée a le lendemain matin une température beaucoup plus élevée 40°,6. De même pour le troisième malade, chez lequel le 7 février au soir la température dépasse celle du matin, après une saignée de 400 grammes. Le lendemain 8, le même phénomène se reproduit ; de 39°,6 le matin, la température remonte le soir à 40°, même après la troisième saignée. Mais

1. Des modifications morbides de la température animale dans les affections fébriles. Th. Paris, 1855.

le lendemain matin, la température est inférieure pour continuer ensuite à décroître. Il est donc nécessaire pour maintenir le résultat obtenu de recourir de nouveau à l'ouverture de la veine, et c'est à quoi on arrive par les saignées coup sur coup.

On s'explique du reste l'hypothermie par ce fait que grâce à la saignée, le chiffre des globules rouges diminue, et la dilution du sang s'accentue progressivement et rapidement pendant les heures qui suivent la saignée (Hayem). Or, comme c'est justement par l'hémoglobine que se condense dans le sang l'oxygène de l'hématose, il est naturel de rapporter à l'hypoglobulie et par suite à la diminution de la quantité d'oxygène la principale part d'influence dans l'abaissement des combustions organiques et de la température.

Enfin nous avons remarqué (Obs. I et III) l'élévation de la température qu'on observe quelquefois peu de temps après une saignée. Dans le premier cas en effet, la température monte de 40°,8 à 41°,8, une demi heure après la première saignée, et dans le second, de 39°,8 à 40°.

Quant à la *dyspnée*, la saignée est un excellent moyen pour l'amoindrir, et elle produit souvent ce résultat d'une manière très rapide. « Elle soulage merveilleusement le symptôme le plus pénible de la pneumonie, dit M. le professeur Jaccoud, et, si l'on répète le remède à mesure que le mal se reproduit, on peut ainsi donner au patient le bénéfice d'un soulagement durable, grâce auquel il traverse plus paisiblement les phases naturelles de la maladie. »

« A mesure que le sang coule, dit encore Andral, on observe ordinairement un amendement notable des symptômes ; la respiration surtout devient plus libre. » Notre malade de l'obs. Il a eu la respiration plus facile à la suite de la première saignée ; quant au troisième, ce n'est qu'après la troisième émission sanguine qu'il a senti la dyspnée diminuer d'une manière sensible et durable ; les mouvements respiratoires sont tombés alors de quarante-cinq à trente par minute. Cette facilité plus grande de la respiration qui devient en même temps plus profonde est, pour les uns, vraisemblablement sous l'influence de l'excitation anormale du centre respiraioire bulbaire, agissant comme l'excitation artificielle du pneumo-gastrique. Pour M. le professeur Hardy, les saignées répétées en ne donnant pas au sang le temps de se refaire, en diminuent évidemment la masse et la tension vasculaire ; elles doivent donc naturellement faciliter l'hématose. Ce n'est pas tout ; le poumon qui dans la pneumonie est le siège d'un afflux de sang considérable, recevant en un temps donné une quantité de sang moindre, peut se reposer, et par ce fait encore que son activité fonctionnelle devient moindre, l'hématose se fait mieux. Les saignées abondantes, dit de même Andral, n'agissent pas seulement comme dans toutes les autres inflammations ; elles ont de plus l'avantage de diminuer directement la quantité de sang qui dans un temps donné doit traverser le poumon pour y être soumis au contact de l'air ; elles diminuent donc l'activité de ses fonctions, et concourent de cette manière à guérir la pneumonie, de même qu'on guérit une ophthalmie en s'opposant à l'exercice de la vision, et un rhumatisme en prescrivant le repos.

C'est surtout dans certaines formes de pneumonie, comme

la pneumonie rhumatismale, s'accompagnant dans l'espace de quelques heures d'une dyspnée allant jusqu'à la suffocation, qu'on obtient un merveilleux résultat de l'emploi d'une saignée. Tel le malade dont parle M. le professeur Peter (1) qui avait 68 respirations par minute, et 48 seulement après une saignée de quatre palettes.

On sait aussi que le tissu qui entoure le noyau de pneumonie est le siège d'une congestion plus ou moins étendue et que le poumon du côté opppsé est souvent atteint lui-même d'une hyperémie résultant des troubles de la circulation dans les vaisseaux du poumon affecté ; c'est ce qui a été noté par Woilléz chez 31 malades sur 40 atteints de pneumonie aiguë simple. Il peut en résulter des phénomènes plus ou moins intenses qui viendront encore s'ajouter à la gravité de la pneumonie. La saignée dans ce cas agit encore efficacement, mais l'explication de son action diffère ou est même presque impossible à donner dans l'état actuel de nos connaissances, selon qu'on fait rentrer cette congestion dans le groupe des congestions mécaniques, passives, ou au contraire dans celui des congestions actives, déterminées par une influence du système nerveux sur les vaisseaux. On peut en effet admettre avec M. Vulpian (2) que la congestion qui existe autour du foyer d'hépatisation est produite par une sorte d'action réflexe dont le point de départ est le foyer d'inflammation, et qui aboutit par voie nerveuse à la dilatation des petites artères et des capillaires de la région congestionnée.

Enfin un phénomène important que nous avons noté à

1. *Clinique médicale* T. 1.

2. Leçons sur l'appareil vaso-moteur. T. II.

la suite des saignées coup sur coup, c'est la *disparition rapide de l'exsudat*.

On sait en effet que si la pneumonie en tant que maladie aiguë, appréciée dans sa durée par le cycle fébrile, est guérie une fois la défervescence finie, ou du cinquième au neuvième jour (Jaccoud), les signes physiques persistent néanmoins encore dans leur plénitude. L'appareil symptomatique de la maladie s'est effacé, le malade se sent rendu à la santé, il a encore de la toux, mais qui n'est plus pénible ni douloureuse, il mange avec appétit, et il peut même, au-bout du second septenaire, commencer à reprendre ses occupations dans le cas où elles ne sont pas fatigantes, mais l'effet du mal subsiste encore sous forme de produits qui encombrent le parenchyme pulmonaire. Si à cette époque en effet, dit Trousseau, on ausculte le malade, on retrouve encore et la matité et le râle crépitant qui avait repris à son tour la place du souffle tubaire, mais râle crépitant, ou pour mieux dire sous-crépitant humide, *râle de retour*, comme on l'appelle, et qui annonce en effet le retour de l'air dans les vésicules pulmonaires d'où l'hépatisation l'avait chassé. Et il ajoute : plusieurs semaines seront encore nécessaires pour que ces signes d'engorgement du poumon disparaissent complètement.

Andral (1) avait observé des cas semblables : « Nous avons vu, dit-il, des individus chez lesquels pendant six semaines au moins après la disparition de tous les symptômes de la pneumonie, on continuait encore à entendre du râle crépitant dans une étendue souvent très grande.

1. *Clinique médicale*, p. 518.

Cependant ces individus avaient des forces ; ils étaient sans fièvre ; leur appétit était bon, et ils pouvaient le satisfaire sans inconvénient. Ils toussaient à peine et ne semblaient point avoir de dyspnée. Cependant ce râle diminuait par degrés, et finissait par disparaître. »

Grisolle dit dans son Traité de la pneumonie : « la plupart des malades qui sortent de l'hôpital dans un état de santé tel qu'ils peuvent reprendre de suite leurs pénibles travaux, présentent néanmoins à l'auscultation divers phénomènes morbides qui indiquent que le poumon n'a pas encore repris toute sa perméabilité, pendant un, deux ou trois mois après la guérison apparente d'une pneumonie. »

Nous trouvons encore dans la *Gazette des hôpitaux* (1), deux observations relatives à la persistance des signes physiques. Le premier malade, âgé de 55 ans, était entré à l'hôpital le 6 août pour une pneumonie de tout le lobe inférieur du poumon gauche. Or après la défervescence survenue le septième jour de sa maladie, et le retour du sommeil, de l'appétit, etc., il présentait encore le 27 août, de la matité en arrière snr les deux tiers de la hauteur du côté gauche, et vers ses limites supérieures, on entendait un souffle très fort.

Le second malade était âgé de 51 ans et était entré à l'hôpital le 26 juillet pour une pneumonie du côté droit. Un mois après, la résolution des reliquats de la maladie n'était pas plus avancée chez lui que chez le malade précédent.

Or voici les résultats observés chez nos malades : chez le

1. 27 août 1881.

premier (obs. I) la guérison est complète le dixième jour
de la maladie, c'est-à-dire que la percussion donne de la
sonorité, et l'auscultation permet d'entendre une respiration
normale dans toute l'étendue du poumon qui a été atteint;
chez le deuxième, c'est également le dixième jour; on
entend encore à peine quelques légers râles sibilants. Enfin
chez le troisième, la sonorité et la respiration sont normales le treizième jour de la maladie.

Il sera du reste intéressant de rapporter ici les résultats comparatifs au point de vue de la disparition des
divers symptômes et des signes physiques, obtenus par
Grisolle chez des malades traités de deux manières différentes. Il cite d'abord onze observations de pneumonies
peu étendues, chez des sujets jeunes, dont un seul, le plus
âgé, avait 56 ans, et qui n'ont été soumis à aucun traitement actif. Et alors : 1° Les crachats caractéristiques ont
présenté une couleur rouille ou jaune, terme moyen, jusqu'au neuvième jour de la maladie; 2° Le point de côté a
persisté plus longtemps encore; quoiqu'il se fût amendé
plus ou moins au bout de quatre à cinq jours, il n'a pourtant jamais cédé avant la fin du septième... durée moyenne
quinze jours; 3° Les phénomènes d'auscultation n'ont
commencé à décroître qu'à la fin du deuxième septenaire.
c'est-à-dire quatre ou cinq jours après la cessation de la
fièvre, et ils ont d'ailleurs persisté encore à divers degrés
jusqu'au vingt-deuxième jour ou trentième jour, époque à
laquelle le poumon parut avoir repris toute sa perméabilité.

Il résulte, dit-il, de ces analyses que dans les pneumonies bénignes par les émollients, les symptômes locaux de
la maladie et la douleur surtout ont une durée très lon-

gue, et qui n'est nullement en rapport avec l'intensité de la fièvre et l'étendue de la maladie. Une circonstance également remarquable, c'est la lenteur avec laquelle s'est résolu l'engorgement pulmonaire, quoiqu'il ne s'étendît certainement pas à une grande profondeur.

Viennent ensuite treize observations de pneumonies également bénignes, mais soumises à un traitement actif, qui a consisté en une ou deux saignées générales ou locales, pratiquées du premier au sixième jour. Et ici : 1° Les crachats cessèrent d'être caractéristiques un peu avant la fin du sixième jour de la maladie ; 2° La douleur de côté fut constamment amoindrie par la saignée générale ou locale, et disparut complètement du deuxième au douzième jour, ou en moyenne vers le huitième ; 3° Enfin les phénomènes d'auscultation diminuèrent en même temps que la fièvre cessait, c'est-à-dire au septième jour ; et chez dix sujets dont la poitrine fut explorée avec soin jusqu'à l'époque de leur sortie, le poumon avait repris toute sa perméabilité, terme moyen au douzième jour. »

Plusieurs années auparavant, Louis (1) avait déjà observé également qu'à la suite d'une saignée assez abondante le malade pouvait obtenir un grand soulagement, une diminution considérable des symptômes généraux et de quelques symptômes locaux, la douleur être beaucoup moindre que la veille, le pouls ne battre plus le lendemain de la saignée que 100 par minute au lieu de 112, etc. Et comme conclusion : la saignée a une heureuse influence sur la marche de la pneumonie ; elle en abrége la durée

____

1. Louis, *loc. cit.*

de manière que les malades qui sont saignés dans les quatre premiers jours de l'affection, guérissent, toutes choses égales d'ailleurs, quatre ou cinq jours plus tôt que ceux qui sont saignés plus tard.

Il nous est donc permis, d'après cet ensemble d'observations, de conclure que la guérison est plus prompte et plus complète par les saignées. Quant à la convalescence, elle n'est pas non plus rendue pénible et traînante par ce mode de traitement. C'est qu'en effet la quantité de sang retirée n'est pas très considérable ; deux ou trois saignées seulement sont pratiquées, au lieu de quatre, cinq et davantage, comme dans la méthode de Bouillaud qui avait le grave inconvénient d'empêcher pendant longtemps le retour des forces à leur intégrité. On sait en outre par les recherches de M. Quinquaud que la pneumonie n'est pas une maladie aussi anémiante que beaucoup d'autres affections aiguës, par exemple le rhumatisme articulaire aigu ; le taux de l'hémoglobine et le chiffre des matériaux solides sont loin de s'abaisser autant qu'on le croirait tout d'abord. Enfin la réparation du sang se fait très vite ainsi que l'ont montré les belles recherches de M. le professeur Hayem. Il y a, en effet, à un certain moment, après toute perte de sang, une augmentation dans le nombre des hématoblastes ; on assiste toujours, après des saignées uniques ou coup sur coup, à une crise hématoblastique qui accompagne ou suit de près le minimum des globules rouges ; le nombre des hématoblastes se met à doubler ou même tripler, pour redevenir peu à peu normal à mesure que se fait la production de nouveaux globules rouges. La réparation sanguine est donc rapide, et d'autant plus, est-il besoin de le dire, que les conditions dans lesquelles se trouve l'organisme au moment de l'ouverture de la veine sont meilleures ; il faut en effet qu'il soit capable de réparer à la fois les désordres produits par la maladie et ceux que causeront les émissions sanguines elles-mêmes.

Enfin, comment expliquer l'influence des saignées sur le processus de la pneumonie ? Est-ce par les modifications de la fibrine que les phlébotomistes d'autrefois croyaient obtenir ? Non, ce n'est là qu'un point secondaire, disent MM. les professeurs Hardy et Hayem. Mais c'est en agissant sur toutes les grandes fonctions, c'est en modifiant la pression sanguine, la répartition du liquide nourricier dans les organes, le rythme respiratoire, la calorification ; d'où ces perturbations dans les échanges nutritifs qui prouvent que leur influence s'étend jusqu'à la vie organique la plus intime. Une partie de ces effets se rattachent d'ailleurs incontestablement à des altérations matérielles du sang ; abaissement du chiffre des globules, de l'hémoglobine et de la quantité d'oxygène mise en circulation (Hayem).

M. Fonssagrives (1) s'exprime aussi de cette manière : « Sans doute les saignées pratiquées pour une inflammation locale n'agissent pas seulement en diminuant la plasticité et les propriétés stimulantes du sang que reçoit le réseau capillaire de la partie enflammée ; l'économie est intéressée tout entière dans l'action de ce moyen comme elle est intéressée tout entière dans la lésion contre laquelle on l'emploie, et la dépression de la vitalité générale ne peut qu'être favorable à l'atténuation de l'orgasme local lui-même. »

1. Fonssagrives. Thérapeutique appliquée, t. II, 1875.

CONCLUSIONS.

Nous croyons qu'il est à peine besoin de formuler des conclusions, car elles se dégagent facilement et presque d'elles-mêmes de l'ensemble de notre travail. Nous avons vu l'utilité des saignées coup sur coup par leur action sur les principaux symptômes de la pneumonie, et particuliérement sur la disparition rapide de l'exsudat pulmonaire ; par le changement bien plus prompt qu'on obtient de l'état anatomique du poumon, on diminue d'autant les chances d'extension de la maladie. C'est donc à tort que le médecin hésite maintenant à se servir d'une méthode dont on a évidemment trop abusé autrefois, mais qu'on peut employer dans de certaines limites et avec avantage réel lorsqu'on se trouve en présence d'un malade placé dans les conditions sur lesquelles nous croyons avoir suffisamment insisté.

OBSERVATIONS

OBSERVATION I

Service de M. le professeur Hardy. Hôpital de la Charité.
Pneumonie lobaire du côté gauche traitée par les saignées coup sur
coup. Guérison.

Cuisinier Adolphe, âgé de 37 ans, jardinier. Entré le 8 janvier 1883, salle Saint-Charles, lit n° 2.

Bonne constitution et bonne santé habituelle. Il aurait eu en 1869 une pneumonie qui dura de 28 à 30 jours et qu'il soigna chez lui ; en 1879, une seconde pneumonie, traitée à Lariboisière.

Le 4 janvier, à la suite d'un refroidissement, ce malade a été pris dans la journée d'une série de petits frissons, d'un malaise général, de céphalalgie frontale et de fièvre ; il a eu aussi quelques vomissements ; dans la soirée, il est survenu de l'oppression, de la toux, avec une expectoration rougeâtre, et une douleur vague dans les côtés ; il a cessé tout travail dès ce jour. Le 5 et le 6 au matin, deux épistaxis. État à peu près le même qu'avant.

Le cinquième jour, se sentant plus souffrant, il se décida à entrer à l'hôpital. Voici les principaux symptômes et signes physiques constatés.

8 janvier soir. — Aspect fébrile, yeux brillants, facies coloré. Dyspnée, 32 respirations, pouls 116, température 38°,8.

Percussion, matité dans les deux tiers postérieurs et inférieurs du poumon gauche.

Auscultation. — *Poumons.* Souffle bronchique intense au niveau de la région axillaire gauche, râles crépitants fins, bronchophonie çà et là, râles ronflants.

A la base gauche, en arrière, absence de murmure respiratoire et de vibrations thoraciques.

Cœur. Battements précipités, normaux.

Rien du côté des autres organes.

Toux grasse, facile. Expectoration assez abondante et caractérisée par des crachats visqueux, formant une masse cohérente, en partie aérés, transparents, rougeâtres et adhérant au fond du vase.

Les urines renferment de l'acide urique en excès et un peu d'albumine.

9 matin. — Temp. 40°, P. = 112, est large, régulier. R. = 30. Pas de point de côté; il est à remarquer qu'il n'en a pas eu. Poitrine normale ; pas de dépression sus ou sous claviculaire exagérée.

Examen de la poitrine. En avant : vibrations et sonorité normales. Râles sibilants à gauche, respiration normale à droite.

En arrière, à gauche, matité dans toute l'étendue du poumon. A l'auscultation. Tiers supérieur : souffle bronchique faible à l'inspiration, bronchophonie légère ; quelques râles fins crépitants pendant la toux. Les signes sont plus accusés du côté de la région axillaire. A la base de ce même poumon, absence du murmure respiratoire et des vibrations thoraciques.

Pas d'abattement, intégrité des fonctions intellectuelles. Sueurs abondantes, principalement sur le visage. Urines assez foncées, contiennent de l'acide urique en excès et de l'albumine.

Traitement. — Saignée générale de 400 grammes le matin, tisane pectorale, julep gommeux.

Soir. Une seconde saignée de 400 gr. est pratiquée. Temp. 40°,8 avant la saignée, 41°,8 une demi heure après la saignée, 32 respirations par minute ; le pouls bat 96.

10 Matin. — Temp. 39°,8, pouls 84, respiration 30. Transpiration abondante ; le malade se sent mieux. Crachats liquides, peu sanglants.

Râles sibilants à gauche et en avant ; rien à droite. La matité a diminué dans le poumon gauche où les râles sibilants et crépitants sont moins nombreux ; le souffle bronchique est moins intense et se constate seulement au niveau de la région axillaire gauche. Pas de bronchophonie.

Les urines ne renferment plus d'albumine.

On fait une troisième saignée de 250 grammes environ. Soir. Epistaxis de 100 gr. environ.

Temp. 37°,4, pouls 68.

Le malade se sent très bien.

11 matin. — La troisième saignée donne un caillot fibrineux avec de la couenne absolument semblable aux deux premières saignées.

Temp. 37°, pouls 68.

Le malade n'éprouve aucun malaise, tousse moins, crache rarement et n'aurait pas toussé la nuit. Etat général excellent.

Auscultation. — En avant, plus de râles dans le côté gauche. En arrière, sonorité normale dans les deux poumons ; légère submatité seulement à gauche et en bas. Vibrations normales.

On perçoit la respiration légèrement affaiblie en arrière, de haut en bas ; mais du côté de l'aisselle, on constate encore un point légèrement soufflant et quelques râles crépitants fins.

Soir. — La percussion de la poitrine donne de la sonorité partout. En arrière et à gauche, au niveau de la région axillaire et sur la ligne axillaire, on entend du souffle bronchique, quelques râles crépitants et sous-crépitants fins. Pas de bronchophonie. Crachats muqueux aérés.

Temp. 37°,2, pouls 60.

12 Matin. — Dans l'aisselle gauche seulement et au sommet de cette région existent encore quelques râles crépitants, mais sans souffle. Crachats muqueux.

Temp. 36°,8, pouls 60.

Guérison le 13.

OBSERVATION II

Service de M. le professeur Hardy. Hôpital de la Charité. Pneumonie lobaire double traitée par les saignées coup sur coup et le tartre stibié. —
Guérison.

Touillet Catherine, âgée de 26 ans, cartonnière. Entrée le 22 janvier 1883, salle Sainte-Anne, lit n° 5.

Bonne constitution et pas de maladie antérieure. Réglée à 10 ans,
elle a toujours vu régulièrement.

Le 19 janvier. — Pendant qu'elle travaillait à son atelier, elle
quitta son gilet de flanelle parce qu'elle avait trop chaud, et ne le remit
pas pour sortir. Arrivée dans la rue, elle fut saisie par le froid, et ressentit un frissonnement. Elle dîna cependant avec assez d'appétit, mais
sur les huit heures du soir, elle eut un frisson violent, prolongé qui
dura jusqu'à neuf heures avec un redoublement sur les huit heures et
demie. A ce moment, elle eut un vomissement alimentaire et bilieux,
et elle éprouva dans le côté gauche, sous le sein, une douleur assez
vive qui augmentait pendant les inspirations. Insomnie la nuit et
céphalalgie.

Le 20. — Nouveaux vomissements. Inappétence. Toux sèche. Un
médecin consulté prescrivit une potion (?) ainsi qu'une pommade pour
frictionner le point douloureux.

Le 21. — Toux plus violente, plus pénible et crachats rouges
comme du sang.

Le 22. — Dyspnée, toux fatigante, crachats rouillés. La malade
entre à l'hôpital de la Charité, dans le service de M. le professeur
Hardy.

Soir. — Fièvre intense. Temp. 40°,5, pouls 120.

Oppression légère, toux pénible, quelques crachats visqueux,
colorés, adhérant au vase.

Poumon gauche en arrière, matité. Souffle tubaire, râles crépitants à l'auscultation, bronchophonie. A la base gauche, diminution de l'inspiration et des vibrations thoraciques.

Rien à droite. Les autres organes sont sains. Éruption d'herpès labialis.

23. — *Matin*. — La malade a la pommette gauche plus colorée que la droite.-Vésicules d'herpès à la commissure labiale droite. Respiration gênée, 30 par minute. Toux pénible, éclatante. Expectoration difficile, crachats légèrement teintés, un peu bruns, visqueux, transparents, aérés, adhérant au fond du vase. Point de côté à gauche.

Temp. 39°,6, pouls 116.

Examen de la poitrine. Rien en avant. En arrière, à gauche, douleur à la percussion. Submatité dans les deux tiers inférieurs. Vibrations thoraciques augmentées dans le tiers moyen.

Auscultation. — Depuis l'épine de l'omoplate jusque vers la base du poumon gauche, souffle masqué par des râles crépitants, ressemblant à un froissement pleural. A la base, la respiration ne s'entend presque pas. Bronchophonie très marquée dans le tiers moyen.

Rien du côté droit.

Pas de céphalalgie. Langue saburrale, humide. Constipation ; inappétence.

Urines rares, albumineuses, disque d'acide urique.

Temp. 39°,6, pouls 116.

Traitement. — Saignée de 400 gr.

Une heure après la saignée, le pouls est à 104 et la température à 39°,8.

Soir. — 5 ventouses scarifiées à gauche. Julep gommeux avec sirop diacode 15 gr.

Dans la journée, la malade a eu moins de dyspnée et a beaucoup moins toussé. Le soir, disparition du point de côté après l'application des ventouses, mais sur les minuit, il se montre du côté droit. Insomnie.

Temp. 37°,2, pouls 108.

24. — *Matin*. — Le caillot de la saignée montre une couenne

épaisse, pas très résistante. Pas de couenne dans le sang des ventouses.

Temp. 40°,6, pouls 112. Respiration 25.

Point de côté à droite. Crachats moins colorés et moins visqueux.

A l'examen de la poitrine, mêmes signes stéthoscopiques que la veille.

Nouvelle saignée de 400 gr.

Une heure après la saignée, T. 40°. P. 116.

Soir. — Temp. 39°,8, pouls 108.

25. — *Matin.* — La couenne du caillot n'est pas très épaisse, ni très résistante. Les crachats sont moins colorés, mais plus visqueux, très adhérents. Toux diminuée, mais expectoration très pénible. En arrière et à gauche, le souffle et les râles crépitants persistent, mais moins intenses et moins nombreux. En arrière et à droite, un peu de retentissement de la voix.

Langue chargée; constipation, pas de selles depuis huit jours. On prescrit un verre d'eau de Sedlitz.

Comme potion, julep diacodé 15 gr.

La température est toujours élevée, 40°, le pouls est à 108.

Soir. — Temp. 38°,6, pouls 108.

26. — *Matin.* — Crachats très visqueux et légèrement colorés. Langue bonne. La malade a pu dormir la nuit.

En arrière et à gauche plus de souffle ni de râles crépitants, seulement un peu de matité au quart inférieur.

A droite, dans la fosse sus-épineuse, souffle léger et râles crépitants après la toux.

Temp. 39°,6, pouls 96.

Traitement. — Potion gommeuse avec 0 gr. 25 centigr. de tartre stibié. Après la première cuillerée de la potion, la malade a deux vomissements verdâtres et trois ou quatre selles ; on suspend la potion.

Soir. — Temp. 38°,8, pouls 96.

27. — Crachats légèrement opaques, incolores. Le point de côté a disparu. Plus de souffle, ni de râles crépitants. Toujours un peu de

submatité à la base gauche. Le souffle est très atténué au sommet droit.

Temp. matin 38°, soir 37°,9, pouls 84.

28. — Toux continuelle et fatigante la nuit, insomnie. Crachats opaques, gris verdâtre. Râles sibilants en arrière, absence de souffle.

Temp. 37°,6 le matin, 37°,8 le soir, pouls 84.

29. — Nuit meilleure, sommeil. Langue bonne. Plus de submatité à la base gauche, la respiration s'entend dans toute la poitrine. A peine quelques légers râles sibilants.

Les crachats sont toujours un peu visqueux, mais blancs.

La malade demande à manger.

Sortie guérie le 3 février.

OBSERVATION III

Service de M. le professeur Hardy, hôpital de la Charité.
Pneumonie lobaire du sommet droit traitée par les saignées coup sur coup.
Guérison.

Pages, Pierre, âgé de 24 ans, garçon charbonnier. Entré le 6 février 1883, salle Saint-Charles, lit n° 20.

Sujet très vigoureux, d'une bonne constitution, n'a fait aucune maladie antérieure.

Le 3 février. — Il fut pris d'un refroidissement, et vers quatre heures de l'après-midi, il eut un grand frisson qui dura trois heures. Le soir, courbature, inappétence, fièvre; pas de toux. Dans la nuit, plusieurs vomissements.

Le lendemain, il éprouva à droite, à la base de la poitrine, un point de côté qui était exagéré par les mouvements de la respiration et par la toux. L'oppression devint très forte. L'expectoration était composée de crachats colorés, sanguinolents. Le soir, le point de côté augmentant, on appliqua un vésicatoire à la base du côté droit.

Le 5. — Le malade resta alité, éprouvant les mêmes symptômes que la veille, mais plus accusés. Soif très vive.

Le 6. — Entrée à l'hôpital.

Voici alors l'état du malade le soir. Son facies est très coloré, vultueux ; la pommette droite est un peu plus colorée que la gauche. Fièvre intense, temp. 40°,4, pouls 110.

Dyspnée assez forte R=32. Expectoration pénible ; crachats sanglants, couleur jus de pruneaux, adhérant au fond du vase.

Examen des poumons. — En arrière, à droite, dans le tiers supérieur, matité. Souffle tubaire au sommet. Râles crépitants fins après la toux. Légère bronchophonie. Dans les deux tiers inférieurs, sonorité, respiration ronflante, vibrations thoraciques conservées.

En arrière, à gauche, rien d'anormal. En avant, respiration et sonorité normales des deux côtés de la poitrine.

Cœur. Battements réguliers, sans souffle.

Urines. Légèrement albumineuses, indican.

Les autres organes sont sains.

7 matin. — Le malade n'a pas dormi ; il est abattu. Il a eu pendant la nuit une épistaxis légère.

Langue humide, saburrale, rouge à la pointe et sur les bords. Pas de diarrhée ni de constipation.

Mêmes crachats que la veille ; dyspnée. R. 32.

Temp. 39°,8, pouls 95.

Poumons. — Mêmes signes stéthoscopiques que précédemment ; le souffle tubaire est très intense au sommet.

Traitement. — Saignée de 400 grammes.

La temp., prise aussitôt après, est de 40°.

Soir. — La fièvre a augmenté ; la temp. est à 41° et le pouls bat 140.

Traitement. — Deuxième saignée, de 300 gr.

Le caillot de la première saignée est recouvert par une couche épaisse de couenne fauve.

Après la deuxième saignée, la temp. est à 39°,8 et le pouls donné 108.

8, *matin.* — Le malade a encore mal dormi. La dyspnée est encore très marquée. R. 45.

Temp. 37°,6, pouls 92.

La douleur du côté, qui était très vive, a disparu.

Poumons. — En arrière, le souffle tubaire du sommet droit est un peu moins fort que la veille. Bouffées de râles crépitants près de la colonne vertébrale.

En avant, respiration normale.

Traitement. — Troisième saignée, de 300 gr.

Soir. — Temp. 40°, pouls 100. Resp. 40.

Urines toujours albumineuses; diminution des chlorures.

9, *matin.* — Amélioration notable, le malade a mieux dormi, il est beaucoup moins abattu et moins oppressé. R. 30.

La fièvre est moins forte; temp. 39°,2, pouls 84.

Poumons. — Le souffle a presque complètement disparu. Râles crépitants avec quelques râles sous-crépitants à droite.

Les crachats ne sont plus sanguinolents, mais toujours adhérents, muqueux, moins transparents.

La couenne inflammatoire est moins marquée sur le caillot de la dernière saignée que sur ceux des deux premières.

Soir. — Temp. 38°,4, pouls 84.

10. — L'amélioration s'accentue. Le malade a bien dormi ; il dit éprouver un bien être général. Il n'a presque plus de dyspnée. R. 28.

La fièvre est tombée, temp. 37°,6, pouls 80.

La toux est encore fréquente, mais les crachats ne sont plus adhérents, ni colorés ; ils sont liquides, diffluents.

Poitrine. — Son normal des deux côtés. En arrière, au sommet droit, le souffle a complètement disparu. On n'entend plus que quelques râles sous-crépitants.

11. — État général excellent; pas de fièvre ni d'oppression. La malade commence à se lever et à manger. La toux est moins fréquente, les crachats sont opaques.

Respiration presque normale ; il reste encore quelques râles sous-crépitants.

Le malade est très constipé depuis plusieurs jours. On prescrit de l'huile de ricin.

Urines : ne renferment plus d'albumine ; disque d'acide urique très marqué. Indicam.

12. — Temps 37°,4 ; pouls 68,

A l'auscultation, on entend encore quelques râles sous-crépitants en arrière et à droite.

12. — Même état que la veille. Temp 37°,2 ; pouls 56.

Les chlorures sont plus nombreuses dans les urines ; le disque d'acide urique n'existe plus.

15. — Les signes physiques ont complètement disparu. Sonorité et respiration normales. État général excellent.

Le malade sort complètement guéri le 21 février.

OBSERVATION IV

Service de M. le professeur Hardy. — Hôpital de la Charité.

Pneumonie du poumon droit, traitée par l'alcool. — Mort.

Gourlet, Catherine, âgée de 73 ans, ménagère, entrée le 7 décembre 1882, salle Sainte-Anne, lit n° 2.

Etant enfant, n'aurait fait aucune maladie. Il y a 10 ans environ, variole et scarlatine.

Au mois de juin dernier aurait eu les jambes enflées.

Il y a deux jours, le 5 décembre à 8 heures du soir, se trouvant dans sa chambre, et sans avoir subi aucun refroidissement, la malade ressentit un violent frisson avec point de côté siégeant à droite ; il était exagéré par les mouvements de la respiration et par la toux. Depuis ce moment elle eut de la fièvre et resta alitée.

7 décembre. — Le soir de son entrée, la malade est légèrement oppressée ; son facies est pâle, décoloré. — Point de côté à droite, au niveau de la ligne axillaire. Pas de frisson. Toux fréquente, grasse.

Expectoration pénible. Crachats assez abondants, visqueux, adhérant au fond du vase et très-colorés.

Examen des organes.

Poumons : sonorité partout.

Sur la ligne axillaire droite, râles sous-crépitants assez gros, principalement à l'inspiration.

En arrière de la base du poumon gauche, quelques râles sous-crépitants fins.

En aucun point, on ne constate ni de la matité ni du souffle.

Cœur. — Battements irréguliers, affaiblis à la pointe. Le deuxième temps à la base est bien claqué. — Veines jugulaires dilatées.

Foie. — Hypertrophié, douloureux à la percussion.

Rate. — Normale.

Pas d'ascite, léger œdème des membres abdominaux.

Urines. — Renferment des urates en grande quantité, — ni sucre, ni albumine.

Pouls fréquent 120, temp. 39°8.

Traitement : Julep avec 40 grammes de cognac.

8 décembre. — Cyanose des extrémités avec refroidissement. — Crachats peu abondants, présentant les mêmes caractères que ceux de la veille.

Urines légèrement albumineuses.

La malade meurt pendant la visite.

L'autopsie permet de constater une hépatisation rouge du lobe inférieur du poumon droit et un peu de congestion des deux poumons.

INDEX BIBLIOGRAPHIQUE

BOUILLAUD. — Art. Pneumonie du Dict. en 15 vol., 1835.

    —   Clinique méd. de la Charité, 1837. Tome III.

ANDRAL. — Clinique médicale, 4° édit. Tome III. Paris. 1840.

GRISOLLE. — Traité de la pneumonie, 1re édit., 1841. 2° édit., 1864.

PINEL et BRICHETEAU. — Art. Pneumonie du Dict. des sc. méd.

GUERSANT. — Art. Couenne et Saignée du Dict. des sc. méd.

CHOMEL. — Art. Pneumonie du Dict. en 30 vol.

ANDRAL et FORGET. — Art. Sang du Dict. de méd. en 15 vol., 1835.

ANDRAL et GAVARRET. — Recherches sur les modifications de proportion de quelques principes du sang (fibrine, globules, etc.) dans les maladies. Paris, 1840. Annales de physiq. et chimie. T. LXXV.

ANDRAL et GAVARRET. — Réponse aux principales objections dirigées contre les procédés suivis dans les analyses du sang, 1842.

HARDY et BÉHIER. — Traité de pathologie interne. T. II.

HARDY. — Traitement de la pneumonie par les émissions sanguines répétées. Gaz. des hôp., 1876, n° 142.

JACCOUD. — Traité de pathologie interne. T. I.

TROUSSEAU. — Clinique médicale de l'Hôtel-Dieu. T. I.

WOILLEZ. — Traité des maladies aiguës des voies respiratoires. Paris, 1872.

PETER. — Clinique médicale. T. I.

G. SÉE. — Des différents modes de traitement de la pneumonie (Union méd., avril-août 1873).

BUCQUOY. — Du traitement de la pneumonie (France médicale, n°s 32 et suiv., 1879).

ALAYRAC. — Quelques considérations sur le traitement de la pneumonie (Thèse de Montpellier, 1869).

Discussion sur le traitement de la pneumonie à la Société de médecine de Strasbourg (Gaz. méd. de Strasbourg, 1869, n°ˢ 12, 13, 14, etc.).

Dict. encyclop. des sc. méd. Art. Saignée, de Bertin, et Sang, de Gubler et Renaut.

Dict. de med. et de chir. pratiq. Art. Saignée, de Ballet, et Sang, de Danlos, et Pneumonie, de Lépine.

HAYEM. — Leçons sur les modifications du sang sous l'influence des agents médicamenteux et des pratiques thérapeutiques. Paris, 1882.

HANOT et VINAY. — Déjà cités.

Imp. A. DERENNE, Mayenne. — Paris, boulevard Saint-Michel, 52.

Imprimerie A. DERENNE, Mayenne. — Paris, boulevard Saint-Michel, 52.

9 782019 294304